Inhaltsverzeichnis

Die Ketogene Ernährung 5

Das Ernährungsprinzip für einen gesunden
Lebensstil 5

Die Ketogene Ernährung: keineswegs ein
neuer Trend 6

Die Geschichte der Ketogenen Diät 7

Die Ketogene Ernährung - was genau steckt
dahinter? 10

Was ist Ketose? 11

Für wen ist die ketogene Diät
empfehlenswert? 14

Welche Lebensmittel sind erlaubt? 16

Ketogene Diät: Ist das überhaupt gesund? ...18

Wie kann ich erkennen, dass mein Körper sich
in der Ketose befindet? 20

Die Vorteile der ketogenen Ernährung 21

Was erwartet dich bei einer Ketogenen Diät?
...................................22

Die Lebensmittel der ketogenen Ernährung 26

Diese ketogenen Lebensmittel solltest du
essen 27

Gemüse 27

Proteine...28

Milchprodukte..29

Öle & Fette...29

Nüsse, Samen & Hülsenfrüchte....................31

Getränke 32

Fett ist nicht gleich Fett.................................34

Die ungesättigten Fettsäuren.......................34

Die gesättigten Fettsäuren...........................39

Die ersten Schritte zur Ketogenen Diät 41

Der Beginn:..42

Beachte folgendes bei der Ketogenen Diät ..42

Die ersten Schritte 47

Rezepte für die Ketogene Diät 50

Low-Carb & high Fett Rezepte für das
Frühstück 51

Leckere Keto-Rezepte mit Nährwertangaben ..54

Panierter Schellfisch mit Pistazienkruste 54

Hähnchenspieße mit Curry Dip.....................56

Gemüselasagne mit Kokosmilch...................59

Steakstreifen in Paprikagemüse 60

Vegetarische Keto-Rezepte (teilweise mit
Nährwertangaben)..62

Spargel-Tomaten Pfanne 62

Paprika mit Feta gefüllt 64

Zucchinipizza (vegetarisch) 66

Tomaten-Paprika-Suppe mit Parmesanchips
.... 68

Leckere Frühstücks-Rezepte (ohne
Nährwertangaben) 74

Gefülltes Käse Omelett 74

Kokos-Quark mit Himbeeren 77

Mandelbrot auf herzhafter Art 79

Haftungsausschluss 82

Impressum 83

KETOGENE ERNÄHRUNG

DIÄT REZEPTE, ABNEHMEN, FETT VERBRENNEN, KETOGENE ERNÄHRUNG BEI KREBS, DIABETES UND EPILEPSIE

Autor: Silvie Flasch

Die Ketogene Ernährung

Das Ernährungsprinzip für einen gesunden Lebensstil

Die Ketogene Ernährung hat in den letzten Jahren immer mehr an Popularität gewonnen. Nicht nur in der Welt der „Laien", die damit versuchen, ihre letzten Fettpölsterchen verschwinden zu lassen, sondern selbst in wissenschaftlichen Journalen wird das Thema „Ketogene Ernährung" immer wieder aufgegriffen.

Die ketogene Ernährung gilt als „neuer Trend", sie ist ein Hype aus den USA – wo sonst kommen auch solche Ideen her ;-)
Viele tun diese Ernährungsform als eine Modeerscheinung und eine Radikal Diät ab – doch es ist nicht an dem.

In diesem Buch erkläre ich dir:

- was die Ketogene Ernährung ist,
- was sie für dich für Vorteile bringt,
- zeige Rezepte auf und
- erkläre dir genau was erlaubt ist und was nicht.

Die Ketogene Ernährung: keineswegs ein neuer Trend

Die ketogene Diät.
Sie wird gern als Modeerscheinung bezeichnet oder als eine Radikal-Diät.
Doch das ist nicht richtig.

Was neu für dich sein wird ist die Tatsache, dass die ketogene Ernährung bereits in der Antike ihren Ursprung findet.
Schon die alten Griechen wussten, dass die Häufigkeit von Anfällen bei Patienten mit Epilepsie durch Fasten verringert wird.

Doch selbst durch die frühen Erfahrungen und Anfänge der ketogenen Ernährung hat es bis ins frühe 20. Jahrhundert gedauert, bis diese

Ernährungsform als Therapie wiederentdeckt wurde.

Vor allem in den USA wurden zu dieser Zeit die positiven Auswirkungen des Fastens auf das Anfallsgeschehen dokumentiert.

Aus diesem Fasten wurde im Laufe eines Jahrzehnts die ketogene Diät bzw. Ernährungsform und diese hat sich als Behandlungsstrategie bei Epilepsie etabliert.

Die Geschichte der Ketogenen Diät

1921

In den USA erschienen die ersten wissenschaftlichen Berichte über den Einsatz des Fastens bei Epilepsie.

Vom bekannten New Yorker Kinderarzt Dr. Rawle Geyelin wurde beschrieben, wie er bei einem 10-jährigen Kind eine Anfallsreduktion durch Fasten erreichte.

Geyelin veröffentlichte in den folgenden Jahren weitere Berichte von mehreren Patienten, die über zwei bis drei Jahre durch das Einhalten längerer Fastenperioden anfallsfrei blieben.

Es gab dabei ein Problem, denn besonders bei Kindern war das Einhalten von langen Fastenzeiten kaum langfristig durchführbar.
Schon zu dieser Zeit war bekannt, dass der Fastenzustand mit einem Abfall des Blutzuckers einhergeht und einem gleichzeitigen Anstieg der Blutketonkörper.
Aus diesem Grund war es naheliegend, in dieser Richtung weiter zu forschen und eine Ernährung zu entwickeln, durch die es möglich war, den Hungerzustand zu imitieren.

1941

Von der Mayo Klinik, dem Johns Hopkins Hospital und der Harvard Universität wurden erste Erfolgsberichte verzeichnet.
Bei der ketogenen Ernährungsform handelte es sich zwischen 1941 und 1980 um eine gängige Therapieform bei Epilepsie im Kindesalter.
Als neue Medikamente auf den Markt kamen, geriet die ketogene Ernährungsform in Vergessenheit.

1990 – die Charlie Fundation

Bei der Wiederentdeckung der ketogenen Diät spielte die „Charlie Foundation" die Mitte der 90er Jahre gegründet wurde, eine maßgebliche Rolle.

Die Fundation hatte zum Ziel, über den therapeutischen Einsatz der ketogenen Ernährung bei Kindern mit pharmaresistenter Epilepsie aufzuklären.

Ins Leben gerufen wurde die „Charlie Fundation" von einem betroffenen Elternpaar, das durch eigene Recherche auf die ketogene Ernährungsform gestoßen war.

Ausschlaggebend für die Recherche war die Tatsache, dass bei ihrem Sohn Charlie die medikamentöse Therapie nicht angeschlagen hatte.

Der Hollywood-Streifen „First Do No Harm" ist die Verfilmung der Geschichte mit Meryl Streep in der Hauptrolle.

Zusätzlich zu der Arbeit der „Charlie Fundation" lieferten immer mehr Studien den Beweis dafür, wie effektiv und verträglich diese Diät Form ist.

Heute

Diese diätische Therapie kommt heute nur zur Anwendung, wenn Medikamente nicht anschlagen bzw. versagen und außer Frage steht, einen operativen Eingriff vorzunehmen. Im eigentlichen Sinne ist das schade, denn die Medikamente weisen oft doch zum Teil sehr schwere Nebenwirkungen auf.

Es wäre wünschenswert, primär die Ernährung umzustellen und erst im zweiten Schritt auf Medikamente zurückzugreifen.

Die Ketogene Ernährung - was genau steckt dahinter?

Heute ist die Ketogene Ernährung zu einem neuen Diät-Trend geworden. Sie verspricht als No-Carb-Diät eine maximale Fettverbrennung. Die Hollywood-Celebrities schwören in Vorbereitung auf ihren Bikini-Body auf den Abnehmtrend in Kombination mit Sport und Fitness.

Bei der ketogenen Diät handelt es sich um eine

Weiterführung der Low-Carb-Diät, die von Dr. Atkins erfunden wurde und seit über 40 Jahren eine beliebte Abnehm-Methode darstellt.

Noch radikaler ist die ketogene No-Carb-Diät. Bei dieser Diät-Form muss der Körper noch länger ohne Kohlenhydrate auskommen.
Das Ziel dabei ist es, ständig und konstant kohlenhydrat- und zuckerarm und stattdessen sehr fettreich zu essen.
Ein jeder der sich daran hält, der versetzt seinen Körper in eine Art „Fastenstoffwechsel" und in den Zustand der Ketose – die der Namensgeber dieser Ernährungsform ist.

Was ist Ketose?

Es ist nicht notwendig, dem Körper Kohlenhydrate mit der Nahrung zuzuführen, damit er funktioniert.
Aber das Gehirn benötigt Zucker und kann seine benötigte Energie nicht nur aus Fett und Proteinen beziehen.

Besonders in der heutigen Zeit, mit ihrer sehr kohlenhydratlastigen Ernährung ist das Gehirn an die verschwenderische Zufuhr von Energie aus selbiger angepasst – doch das war nicht immer der Fall in der menschlichen Geschichte.

Erhält der Körper pro Tag 50 g weniger Kohlenhydrate pro Tag, dann setzt er eine Art „Alternativprogramm aus alter Zeit", die Ketose in Gang.

Dabei werden die reichlich zugeführten Fette – bei der ketogenen Ernährung – oder das Körperfett – beim Fasten – in der Leber zu sogenannten Keton- bzw. Ketokörpern umgewandelt.

Damit ersetzen sie bei der Energiegewinnung im Gehirn bis zu 80 % der fehlenden Kohlenhydrate.

Durch Umwandlung von Eiweiß aus der Nahrung - bei der ketogenen Ernährung – oder dem Muskeleiweiß – beim Fasten – wird der restliche Zuckerbedarf gedeckt.

Kurz gesagt:
Unser Körper benötigt keine Kohlenhydrate, sondern er verbrennt die Fette direkt.

Allerdings muss an diesem Punkt angemerkt werden, dass der Prozess des Umwandelns von Fetten in Ketone nicht über Nacht funktioniert. Wenn du dich bisher eher kohlenhydratreich ernährt hast, dann wird es mitunter Tage dauern, bis das dein Körper Ketone bildet und dein Gehirn lernt diese zu verwerten.

Damit dies konsequent funktioniert, ist es notwendig, die Kohlenhydrate möglichst durch gute Fette zu ersetzen.

Beispielsweise kann man durch eine Scheibe Roggenvollkornbrot mit Marmelade die „erlaubte" Kohlenhydratzufuhr von maximal 50 g bereits überschreiten. Die Alternative dazu wäre zum Beispiel ein spezielles ketogenes Brot mit Butter und fettem Käse, mit dem du dann lediglich zwischen 7 und 8 g Kohlenhydrate zu dir nimmst. Dieses sättigt sogar stärker.

Mit diesem Limit liegt die Ketogene Ernährungsform deutlich unter den anderen Low-Carb-Diäten, die eher auf eine eiweißreiche Ernährung setzen, aber nur bis zu 120 g Kohlenhydrate pro Tag erlauben, die überwiegend aus Obst und Gemüse stammen und zudem auf weniger Fett setzen – hier bildet der Körper also keine Ketone.

Für wen ist die ketogene Diät empfehlenswert?

Wie bereits eingangs erwähnt, wird die ketogene Diät erfolgreich von der Medizin zur Behandlung von Epilepsien eingesetzt und hier vorrangig bei Kindern, wenn diese nicht auf Medikamente ansprechen.

Teilweise wird die ketogene Ernährungsform auch von manchen Kliniken als begleitende Ernährungstherapie bei Krebserkrankungen angewendet. Häufig leiden Krebspatienten unter einer Entzündungsreaktion, die das Krebswachstum fördert.

Die Ketonkörper wirken antientzündlich. Die Kohlenhydrate hingegen sind entzündungsfördernd und sie dienen vor allem den Krebszellen als Energiequelle. Diese Energie benötigen sie, um schneller zu wachsen. Insofern ist es möglich, die Patienten mit der ketogenen Diät zu ernähren und das Krebswachstum zu hemmen.

Zugleich wird durch diese Ernährungsform die krebsfördernde Entzündungsreaktion reduziert.

Mittlerweile gibt es Hinweise darauf, dass sogar das Voranschreiten von Alzheimer durch eine Ketose aufgehalten werden und bestehende Beschränkungen zum Teil sogar rückgängig machen kann.
Sogar bei der Nervenerkrankung multiple Sklerose (MS) konnten positive Wirkungen beobachtet werden.

Es gilt bei all diesen Einsatzmöglichkeiten:
Die ketogene Diät muss jeweils individuell nach den eigenen Vorlieben berechnet und von Fachkräften überwacht werden.

Welche Lebensmittel sind erlaubt?

Ernährst du dich nach einem ketogenen Speiseplan, dann enthält dieser Mengen an Fett, doch dafür gibt es kaum Kohlenhydrate und aus dem Grund ist die Liste der „verbotenen Lebensmittel" entsprechend lang.

Das hat unter anderen den Grund, dass selbst fettreiche Lebensmittel Kohlenhydrate enthalten. So sind in 100 Gramm Nüsse bereits 21 g Kohlenhydrate enthalten und auch in Gemüse wie bspw. 100 Gramm Karotten sind knapp 10 g drin, während im Rosenkohl rund 9 Gramm Kohlenhydrate enthalten sind.

Somit sind die erlaubten 20 bis 30 Gramm verwertbarer Kohlenhydrate schnell erreicht.

Erlaubt sind:

- Pflanzenöl
- Butter, Schmalz
- Fisch, möglichst fettreich (z. B. Lachs, Hering, Makrele)
- Fleisch, möglichst fettreich (z. B. Hack, Speck, Nackensteak)

- Käse, möglichst fettreich
- Eier
- Nüsse und Samen
- Avocados, Pilze, Salat
- Stärkearmes Gemüse (z. B. Blumenkohl, Zucchini, Broccoli)

Verboten sind:

- Zucker
- Getreide, Brot
- Hülsenfrüchte
- Stärkereiches Gemüse (z. B. Kartoffeln, Karotten, Erbsen)
- Nudeln
- Süßes Obst (außer Beeren in Maßen)
- Softdrinks, Alkohol
- Alle verarbeiteten Lebensmittel (Pizza, Ketchup, Schokolade usw.)

Mehr dazu in einem extra Abschnitt!

Ketogene Diät: Ist das überhaupt gesund?

Bei der ketogenen Diät handelt es sich wie bei allen Low-Carb-Diäten um eine mächtige Waffe gegen Übergewicht.

Dies ist oft die Nummer Eins Ursache von Stoffwechselerkrankungen. Außerdem schwärmen die Fans dieser Ernährungsform davon, dass sie über einen klaren, wachen Geist verfügen, mehr Energie haben, eine bessere Haut, weniger Entzündungen und überhaupt sich das Lebensgefühl verbessert.
Selbst Heißhunger-Attacken sollen durch die Ketogene Diät der Vergangenheit angehören. Von den Kritikern wird allerdings bemängelt, dass es bei der ketogenen Ernährungsform zu einem hohen Verzehr von Fleisch und Fetten kommt.

Zudem wird durch die Ketogene Diät die Vielfalt der Nahrungsmittel stark eingeschränkt und das kann schnell zu einem Mangel an Vitaminen und Mineralien führen.

Aus diesem Grund ist es wichtig, dass eine ketogene Diät gut durchdacht und geplant ist. Ratsam ist es sogar, dass dies unter ärztlicher Aufsicht geschieht.

Der Grund ist, dass eine dauerhafte ketogene Ernährung den Körper praktisch in einen chronischen „Hunger"-Stoffwechsel versetzt. Menschen, die gesundheitlich vorbelastet sind, können daher durchaus Probleme bekommen. Häufig legen sich Verstopfung, Übelkeit und Müdigkeit nach der Anfangsphase wieder, doch langfristig drohen andere Nebenwirkungen wie erhöhte Blutfettwerte oder Nierensteine.

Hinweis:

Mit der ketogenen Diät kannst du wirksam abnehmen und es zeigen sich viele positive Effekte. Doch es muss ebenfalls angemerkt werden, dass sie in den menschlichen Stoffwechsel eingreift.

Sicherlich kann diese Ernährung einem therapeutischen Zweck dienen, doch das sollte dann von einem Arzt entschieden werden.

Wie kann ich erkennen, dass mein Körper sich in der Ketose befindet?

Es ist möglich über das Blut oder den Urin zu messen, ob der Körper sich in der Ketose befindet. Es gibt Ketonteststreifen in der Apotheke, mit denen es möglich ist, die Ketonkörperkonzentration im Urin zu kontrollieren.

Der Mangel an Kohlenhydraten macht sich auch bemerkbar durch Konzentrationsschwächen, Müdigkeit, Mundgeruch und Verstopfung. Durch die einseitige Ernährung gelangt der Körper in einen Hungerstoffwechsel und damit in einen Notstand.

Dadurch übersäuert der Körper und Giftstoffe reichern sich an. Das macht sich durch Gerüche bemerkbar. Befindet sich der Körper in der Ketose, dann riecht der Atem nach Aceton, da die Giftstoffe nicht abgeatmet werden. Zudem werden die Nieren durch die Kost stark belastet und beispielweise ein hoher Cholesterinspiegel kann die Folge sein.

Die Vorteile der ketogenen Ernährung

Es gibt einige Vorteile bei der ketogenen Ernährung, doch die häufigsten positiven Effekte, wenn du dich fettreich und kohlenhydratarm ernährst, sind:

- **Erhöhte Fettverbrennung**:
  Durch eine Ketogene Diät kommt es meist zu einem raschen Gewichtsverlust.
  Das sogenannte Hungerhormon Ghrelin wird durch die Ketone unterdrückt und im Gegenzug kommt es zur Erhöhung von Cholecystokinin (CKK), wodurch du dich satt fühlst.
  Das bedeutet, dass dein Körper dazu gebracht wird, die benötigte Energie in den Fettspeichern zu finden.

- **Erhöhe Energie**:
  Die Ketose ist dabei behilflich, mehr Mitochondrien herzustellen. Bei ihnen handelt es sich sozusagen um den Stromgenerator innerhalb der Zellen. Sobald mehr Energie in den Zellen vorhanden ist, kannst du zugleich deinen

Alltag energiegeladener meistern.

- **Reduzierung von Entzündungen**:
  Die ketogene Ernährung wirkt
  entzündungshemmend und sie schützt vor
  schweren degenerativen Erkrankungen,
  wie bspw. Krebs und Alzheimer.
  Einer Studie zufolge verursacht die
  Ketogene Ernährung eine geringere
  Entzündung nach einer Gehirnverletzung.

Was erwartet dich bei einer Ketogenen Diät?

Die Keto-Grippe

Ich kann es nicht verleugnen, doch die ersten
zwei Wochen der Keto-Diät können hart sein,
besonders wenn du mit der Keto-Grippe
Bekanntschaft machst.
Dabei handelt es sich um eine ganz natürliche
Reaktion deines Körpers, da er sich zuerst an
die Ketose und die neue Art der Fettverbrennung
gewöhnen muss, keinen Zucker für die
Energieumwandlung zu nutzen.

Die Symptome der Grippe:

- Schlaflosigkeit
- Nebel im Kopf
- Reizbarkeit
- Übelkeit
- Magenschmerzen
- Halsentzündungen
- Schüttelfrost
- Muskelkater

Beginnst du damit, dich nach der ketogenen Ernährungsform zu ernähren, und du nimmst nur noch 30 g Kohlenhydrate pro Tag auf – treibst du Sport dürfen es bis zu 50 g Kohlenhydrate sein - kann sich die Keto-Grippe innerhalb der kommenden 24 bis 48 Stunden zeigen.
Sie hält dann für einige Tage an, wobei die Symptome sogar für einige Monate bestehen bleiben können.

Wie heftig die Symptome ausfallen, das ist abhängig von der Flexibilität deines Stoffwechsels.

In diesem Fall bedeutet das, wie es um die Fähigkeit deines Körpers bestellt ist, in die Ketose zu kommen und sich an den Wechsel der Energiequellen anzupassen – eben hier Fett gegen die Kohlenhydrate auszutauschen.
In erster Linie hängt die metabolische Flexibilität von deinen Genen ab und deinem aktuellen Lebensstil.

Hast du zuvor zu viel Kohlenhydrate und Zucker deinem Körper zugeführt, dann wird es umso länger dauern, bis das du in den Zustand der Ketose kommst. Die Folge ist, dass du mit den Symptomen eine weitaus größere Erfahrung machen wirst.

Der Keto-Atem

Einige Personen nehmen nach den ersten paar Tagen oder Wochen nach dem Start der Ketogenen Ernährung einen metallischen Geschmack im Mund wahr.
Dies ist vollkommen normal und kein Grund in Panik zu verfallen, denn dabei handelt es sich um ein Zeichen von Aceton – also eine Form der Ketokörper, die sich jetzt im Körper befinden.

Sie haben sich im Körper ausgebreitet und das vor allem im Atem, im Urin und Schweiß. Dieser Atem ist vorübergehend und im Normalfall lässt er nach, sobald sich der Körper auf die Ketose und die Aufnahme von weniger Kohlenhydraten eingestellt hat.

Sobald sich dein Körper darauf angepasst hat, wird er das Fett als Treibstoff verwenden und damit vergehen die Symptome.

Nach und nach wirst du dich besser fühlen. Sollte der Fall eintreten, dass du weiter an starken Symptomen leidest, dann kann es möglich sein, dass die permanente Ketose nicht gut für deinen Körper ist.

Vielleicht ist es dann ratsam, es mit einer zyklischen Ketose zu versuchen, bei der du an einem Tag in der Woche mehr Kohlenhydrate zu dir nimmst.

Die Lebensmittel der ketogenen Ernährung

Für die ketogene Ernährung solltest du typische Low-Carb-Lebensmittel wählen, wie Fisch, Fleisch, Eier, Gemüse und leichte Fette.
Du verzichtest bei dieser Ernährungsform so gut wie auf alle Lebensmittel, in denen viele Kohlenhydrate enthalten sind.

Das bedeutet:
keine Süßigkeiten, keine Pizza, Brot, Reis, Kartoffeln, Nudeln und keinen Kuchen.

Damit du deinen Körper in die Ketose versetzen kannst,
wo die Fette als Energielieferant genutzt werden und nicht die Kohlenhydrate, ist es empfehlenswert, dass du täglich frisches Gemüse isst.

Das perfekte Ketogene Lebensmittel ist grünes Gemüse, denn dieses enthält so gut wie keine Kohlenhydrate.

Diese ketogenen Lebensmittel solltest du essen

Gemüse

Mit hoher Wahrscheinlichkeit ist jedes Gemüse, das grün und blättrig ist, ketofreundlich.
Halte dich am besten an die Gemüsesorten, die über dem Boden wachsen, wie Spargel, Gurken, Brokkoli und Zucchini.
Anders verhält es sich mit Wurzelgemüse wie Süßkartoffeln, Pastinaken und Karotten.
Sie neigen eher zu einem höheren Anteil an Stärke und daher solltest du diese nur in Maßen verzehren.

Tipp!

Der Oxalata-Gehalt wird durch leicht gekochte Krezblüter und Blattgrund wie beispielsweise Spinat und Grünkohl reduziert.
Von Oxalat wird die Absrobierung wichtiger Mineralien aus deinem Körper verhindert, wozu auch Kalzium gehört.
Beim empfindlichen Personen können Nachtschattengewächse Entzündungen

verursachen und daher sollten sie vermieden werden.

Proteine

Wichtig ist das du dir vor Augen hältst, dass eine ketogene Diät reich an gesunden Fetten ist.
Aus diesem Grund musst du nicht zu viele Proteine in deine Ernährung integrieren.
Beachte, dass zu viel Eiweiß im Körper in Glukose umgewandelt wird und demnach fällt es dem Körper schwerer, in der Ketose zu bleiben.
Es ist vorteilhaft, Bio-Butter und Bio-Fleisch zu essen sowie wild gefangenen Fisch in den Speiseplan zu integrieren.
Dazu zählen Schweinefleisch, Rotes Fleisch, Hähnchen, Pute, Eier (am besten Freilandhaltung), Forelle, Schellfisch, Lachs sowie einige Soja- oder Seitan-Produkte.

Tipp!

Auf jeden Fall solltest du Nussbutter und Soja vermeiden und weniger Mahlzeiten mit Hähnchen in den Speiseplan integrieren.

Gut sind fettiges Fleisch wie Schwein und Rind. Wichtig ist, dass du dir ein Limit setzt!

Milchprodukte

Ratsam ist es, das du bei den natürlichen und Bio-Milchprodukten bleibst. Der Grund ist, dass sie reich an entzündungshemmenden Fetten wie Omega 3 und konjugierter Linolsäure sind.
Auf deinem Speiseplan sollten gesunde Fette wie Vollfett-Butter, Ghee (indisches Speisefett), Joghurt, Sauerrahm, Käse und Schlagsahne stehen.

Tipp!

Achte darauf, dass du nicht zu viel Käse isst, sondern entscheide dich lieber für nicht pasteurisierte Milchprodukte aus Vollfett.

Öle & Fette

Die meisten Kalorien, die du während der Keto-Ernährung zu dir nimmst, stammen aus gesunden Fetten.

Dafür solltest du gesättigte und einfach ungesättigte Fette wählen, wie Schmalz, Butter und Ghee.

Diese kombinierst du mit Kokosnussöl, Fischöl und MCT-Öl. Ebenso kann deine tägliche Fettaufnahme durch Eigelb, fettigen Fleische, Avocado, Meeresfrüchten und Oliven erfolgen.

Tipp!

Das Beste ist es, dass du dich für Bio-Butter und Ghee entscheidest.
Du solltest auf jeden Fall folgende Öle und Fette vermeiden:
Raps, Baumwollsamen, Mais, Leinsamen, Erdnüsse, Saflor, Soja und Sonnenblumenöl.

Früchte

In den meisten Früchten ist so viel Zucker enthalten, dass sie dich aus der Ketose schmeißen können.

Der Zucker, der in den Früchten enthalten ist, nennt sich Fructose und dieser wandelt sich in der Leber in Glucose oder Triglycerid – eine Art Fett im Blut – um.

Hier bilden frische Beeren, Avocado und Kokosnüsse die Ausnahme.
Zitronen und Limetten kannst du sparsam in Wasser als Zugabe nutzen.

Tipp!

Nach Möglichkeit greifst du nur auf Früchte aus biologischen Anbau zurück
Am besten sind Heidelbeeren und Himbeeren.

Nüsse, Samen & Hülsenfrüchte

Eines möchte ich dir vorab sagen:
Nüsse, Samen und Hülsenfrüchte solltest du nur in geringen Mengen essen.
Sicherlich sind einige reich an Fett, doch die meisten Nüsse sind wiederum reich an Proteinen und Kohlenhydraten.

Bestens sind geeignet: Macademianüsse, Paranüsse und Pecanüsse.

Zudem empfiehlt sich Soja, Kokosnüsse, Leinsamen, Hanf, Kürbissamen, schwarze Sojabohnen und Sesam.

Tipp!

Um ehrlich zu sein, die meisten Nüsse sind nicht sehr Keto-freundlich.

Du solltest alle Nüsse und Hülsenfrüchte – ausgenommen die Kokosnuss – in der ketogenen Ernährung mit Vorsicht genießen.

Dazu kommt, dass Nüsse Schimmelhormone in sich tragen und leicht verderblich sind, sobald sie geschält sind.

Isst du gern Nüsse, dann ist es besser diese roh zu kaufen und bewahre sie im Kühlschrank auf oder friere sie ein.

Am besten sind Macadamianüsse geeignet.

Getränke

Es ist während der Ketose nicht unüblich, dass du weniger bzw. zu wenig trinkst und aus diesem Grund eine Dehydrierung eintritt.

Der Grund dafür ist, dass du weniger Kohlenhydrate zu dir nimmst.

Wird die Aufnahme drastisch reduziert, dann fällt der Insulinspiegel ab. Deinem Körper wird es durch einen niedrigen Insulinspiegel erschwert, Natrium und Wasser zu behalten.

Aus diesem Grund ist es wichtig, dass du bei einer Ketose viel Wasser trinkst, um so die Elektrolyte aufzufüllen.

Vor allem in den ersten Wochen deiner ketogenen Ernährung gilt das vorrangig, da sich dein Körper an die Umstellung zur Ketose gewöhnen muss.

Bei Tee und Kaffee handelt es sich um ketogene Getränke.

Das Fett und MCT-Öl in deinem morgendlichen Bullet Proof Kaffee lässt deine Energie steigen und du bist für längere Zeit satt.

Tipp!

Vermeiden solltest du Nuss- oder Mandelmilch. Der Grund ist, dass sie oft mit Schimmeltoxinen belastet sind.

Hier stellt die Vollfett-Kokosnussmilch eine Ausnahme dar.

Fett ist nicht gleich Fett

Du hast bereits erfahren, dass bei der ketogenen Diät die Kohlenhydrate aus dem Ernährungsplan gestrichen und dafür Fette integriert werden. Fette helfen dir, länger satt zu sein und dich vor einer übermäßigen Nahrungsaufnahme oder Kalorienaufnahme zu bewahren.

Doch Achtung! Fett ist nicht gleich Fett!

Die gesunden Fette, die du essen solltest, sind bspw. in den ketogenen Lebensmitteln enthalten, doch jetzt soll es einmal darum gehen, welche Arten von Fetten es gibt und welche gut und welche schlecht sind.

Die ungesättigten Fettsäuren

Bei den ungesättigten Fettsäuren handelt es sich um die guten Fette, obwohl die Transfettsäuren technisch gesehen auch ungesättigte Fette sind. Allerdings sind die gesunden, ungesättigten Fette bei Raumtemperatur flüssig, während die trans- und gesättigten Fette fest sind.

Damit es dir gelingt, mehr ungesättigte Fette in deine Ernährung einzubauen, solltest du zu Oliven- und Pflanzenölen greifen und rotes Fleisch gegen Meeresfrüchte oder ungesalzene Nüsse.

Denn Meeresfrüchte und Nüssen enthalten ebenfalls gesättigte Fette, aber weniger als rotes Fleisch.

Die ungesättigten Fette zählen zu den gesunden Fetten und sie verdienen die Note „sehr gut" mit Stern, in Hinsicht auf die gesundheitlichen Vorteile.

Sie können in zwei Kategorien aufgeteilt werden:

1. Einfach ungesättigte Fette:
   Die einfach ungesättigten Fetten erhöhen das HDL (gutes Cholesterin) und sie senken LDL.
   Von der Forschung wurde bereits aufgezeigt, dass diese Fette sogar die Gefahr von Herz-Kreislauf-Erkrankungen reduzieren können.

Zu den Lebensmittel mit einfach gesättigten Fettsäuren zählen:

- Olivenöl
- Wallnussöl
- Nüsse
- Samen
- Avocados

Vielleicht probierst du einfach einmal einen Hummus Dip aus, den du mit viel Olivenöl zubereitest oder einer Guacamole für dein Gemüse oder die Vollkornchips.

All das stellt eine hervorragende Quelle für einfach gesättigte Fette dar.

Du kannst auch Olivenöl oder Wallnussöl zum Kochen in der Pfanne verwenden, womit du deine Ernährung gesünder gestaltest.

Selbst ungesalzene Nüsse enthalten einfache ungesättigte Fette, doch sie sind reich an Kalorien.

Empfehlenswert ist es, wen du stets eine Handvoll Walnüsse oder Erdnüsse über deinen Salat oder Joghurt gibst.

Denn von Nüssen ist man doch sehr schnell viel zu viel und dann summieren sich die Kalorien.

Die Vorteile der ungesättigten Fettsäuren

- verringern schlechtes LDL-Cholesterin
- erhöhen oder enthalten gutes HDL-Cholesterin
- reduzieren das Risiko von Herz-Kreislauf-Erkrankungen
- bekämpfen schlechte Laune, Entzündungen, geistigen Verfall und mehr

helfen dir dich satt zu fühlen

Einfach ungesättigte Fettsäuren in Lebensmitteln:

- Nüsse,
- Avocados,
- Oliven,
- pflanzliche Speiseöle (Traubenkern-, Sesam-, Sonnenblumen-, Gemüse Öl) bestimmte Samen
- Tierische Fette

2.   Mehrfach ungesättigte Fette

Du findest die mehrfach ungesättigten Fettsäuren in Nüssen, Samen und Pflanzenölen wie Mais- und Diestel Öl sowie fetten Fisch.

Vor allem Lachs und Forelle enthalten viel Omega-3- und Omega-6-Fettsaeuren.

Diese sind als essentielle Fettsäuren bekannt, da der menschliche Körper diese nicht selbst herstellen kann – das heißt, wir müssen diese über die Nahrung aufnehmen.

Mit mehrfach ungesättigten Fettsäuren ist es möglich, den schlechten Cholesterinspiegel (LDL) zu senken und zu gleich das gute Cholesterin (HDL) zu erhöhen.

Zudem reduzieren sie das Risiko auf Herz-Kreislauf-Erkrankungen. Damit ist dies eine Win-Win-Situation.

Mehrfach ungesättigte Fettsäuren in Lebensmitteln:

- Fetter Fisch,
- geschrotete Leinsamen,
- pflanzliche Speiseöle (Avocado-, Canola-, Oliven-, Walnussöl)
- sowie Nüsse und Samen

Zusammenfassung!

Bei den ungesättigten Fettsäuren handelt es sich um die gesunden und guten Fette.
Die einfach ungesättigten sowie die mehrfach ungesättigten Fette weisen viele Vorteile auf und daher solltest du mehr von ihnen es

Die gesättigten Fettsäuren

Das Gesamtcholesterin wird durch die gesättigten Fettsäuren erhöht und ebenso das schlechte LDL Cholesterin.
Zudem erhöhen sie das Risiko auf Typ-2-Diabetes. Quellen für diese gesättigten Fette sind Fleisch, Meeresfrüchte und Milchprodukte. Auch einige pflanzliche Nahrungsmittel wie Palm- und Kokosnussöl enthalten diese Fettsäuren.

Besser ist es, wenn du zu fettarmen oder fettfreien Milchprodukten greifst, um die wichtigen Nährstoffe zu erhalten und zugleich die Aufnahme von gesättigten Fetten zu begrenzen. In den Ernährungsrichtlinien heißt es, dass nicht mehr als 10 % der

Gesamtkalorien aus gesättigten Fetten stammen sollen. Nimmst du bspw. pro Tag 2000 Kalorien zu dir, dann sollte die Aufnahme von gesättigtem Fett unter 22 Gramm liegen.

Sicherlich hast du schon gehört, dass gesättigtes Fett das schlechte LDL Cholesterin erhöht. Jedoch zeigen neue Studien auf, dass der Verzehr dieser Fette auch einen Anstieg des guten Cholesterins (HDL) hat und das führt zu einer Senkung des Gesamtcholesterins.

Tipp!

Um zu erkennen ob es sich um gesättigte Fettsäuren handelt, musst du die Konsistenz bei Raumtemperatur überprüfen.

Die gesättigten Fette sind fest, während die ungesättigten Fette flüssig bleiben!

Die ersten Schritte zur Ketogenen Diät

Heute wird die ketogene Diät auch oft als „Low Carb High Fat" (LCHF) Ernährung bezeichnet. Der Grund ist, wie du bereits gelernt hast, dass diese Ernährungsform sich aus einem hohen Anteil an gesunden Fetten, einer moderaten Zufuhr an Proteinen sowie an einem sehr niedrigen Anteil an Kohlenhydraten.

Bei der Ketogenen Diät setzt sich der tägliche Makronährstoffbedarf wie folgt zusammen:

- 60 – 75% der Kalorien aus Fett
- 15 – 30% der Kalorien aus Proteinen
- 5 – 10 % der Kalorien aus Kohlenhydraten

Damit du genau tracken kannst wie viele Kalorien und wie viel von jedem Nährstoff du täglich zu dir nimmst, kannst du eine App nutzen, wobei natürlich die regelmäßige Kontrolle der Körpermesswerte ein Muss ist. Das bedeutet du musst nicht nur dein Gewicht, sondern auch den Körperfettanteil mit einer entsprechenden Waage messen.

Der Beginn

Beachte folgendes bei der Ketogenen Diät

- Erhöhe den Anteil an Kalorien, die aus gesunden Fetten stammen.
- Schränke deinen Konsum an Obst ein - reduziere dies auf Kokosnüsse, Avocado und einer kleinen Menge Beeren.

- Vermeide zudem Low-Carb-Leckereien zu essen, da diese zu Heißhungerattacken führen können.
- Esse immer nur dann, wenn du hungrig bist.
  Selbst wenn das nur eine Mahlzeit am Tag ist.
- Lasse dir niemals von anderen etwas diktieren was du essen sollst und wann.
- Du solltest auch nicht deine Menge an Nahrung bewusst reduzieren, doch du solltest dann aufhören zu essen, wenn du satt bist – selbst dann wenn dein Teller noch nicht leer ist.
  Stelle es für später zur Seite.
- Zähle keine Kalorien.
- Höre auf deinen Körper.
  Die Low Carb Diäten und die Ketogene Diät haben es an sich, dass sich mit der Zeit wieder ein gesundes Hunger- und Sättigungsgefühl einstellt.
- Werfe nur dann einen Blick auf die Kalorien, wenn du merkst, dass du ein Plateau erreicht hast und sich auf einmal nichts mehr tut.
- Erhöhe deine Wasserzufuhr auf 2 bis 3 Liter pro Tag

- Lerne natürliche Lebensmittel zu essen, wie Fleisch, Eier und nicht-stärkehaltiges Gemüse – alles was über der Erde wächst.
- Falls du das Bedürfnis nach einem Snack hast, dann greife auf etwas Gesundes zurück.
Sehr gut eignen sich Macadamia Nüsse, Avocados oder Dinge mit Kokosöl wie bspw. ein „Bullet Proof Coffee".

Rezept für Bullet Proof Coffee:

Bei diesem Kaffee handelt es sich um den perfekten „Snack" um bspw. am Morgen das Frühstück zu ersetzen, wenn du die Ketogene Diät mit Intermettierenden Fasten kombinierst. Dem Bullet Proof Coffee wird nachgesagt, dass er den Körper in den Zustand der Ketose versetzten kann, die Fettverbrennung ankurbelt und das bei einem konstanten Insulinspiegel. Der Zusatz von MCT Öl ist dabei besonders effektiv, denn dieses weist eine 6-fache Wirkung wie Kokosöl auf und optimiert die Fettverbrennung.

Zutaten:

- TL Butter
- 1 TL MCT Öl
- 250 ml Kaffee (oder Pilz-Kaffee, der sanfter für den Magen ist und zugleich langfristig die Fettverbrennung anregt)
- Optional: Ketogene Creme für Kaffee oder Tee (diese kann auch in Quark gemischt werden).

Die Zubereitung:

1. Koche den Kaffee oder gieße das Pilz Kaffee Pulver mit heißem Wasser auf
2. Gebe den Kaffee in den Mixer und füge die Butter & das MCT Öl hinzu – optional 1 TL ketogene Creme
3. Mixe alles für 10 Sekunden auf niedrigster Stufe und dann noch einmal für 5 Sekunden auf voller Stufe, bis das der Kaffee leicht hellbraun ist.
4. Integriere gesunde Nahrungsmittel wie fermentierte Lebensmittel, Knochenbrühe und Innereien in deine Ernährung – auch wenn letztere eine Überwindung darstellen.
5. Hast du keine Angst vor gesättigten Fettsäuren und du verwendest dieses zum Kochen wie bspw. Kokosöl, Butter, Butterschmalz, Palmöl oder Schweineschmalz – dann am besten aus nachhaltiger Landwirtschaft.
6. Für deinen Salat nutze ungesättigte Fettsäuren,
   wie z.B. Olivenöl extra Virgin, Nussöle, Leinsamen Öl oder Avocado Öl.

Manche kannst du auch zum Kochen nutzen.

7. Vermeide jedoch die verarbeiteten Pflanzenöle,
   wie gehärtete Öle, Margarine, teilweise gehärtete Öle, Transfettsäuren, Sojaöl, Traubenkernöl, Rapsöl oder Maiskeimöl.

Möchtest du Nüsse essen, dann weiche diese am besten ein und trockne sie.
Esse ausschließlich natürliche vollfett Milchprodukte.
Oder du lässt diese ganz weg, falls du unter einer Allergie leidest.
Nimmst du Milchprodukte zu dir, dann entscheide dich für die Vollfett-Varianten.
Vermeide Milch, diese weist viele Kohlenhydrate auf oder nutze maximal eine kleine Menge pasteurisierter Vollmilch (min. 3,5 % Fett).

Integriere die Ketogene Diät in deinen (stressigen) Alltag

Es mag sich alles recht easy anhören, was du bis jetzt gelesen hast.

Doch das größte Problem bei der Umsetzung der Ketogenen Diät ist die Logistik.

Wir wissen alle, dass ein jeder einen stressigen Alltag hat.

Egal ob Mutter und Hausfrau, Vollzeitbeschäftigt, Selbstständig mit viel Reisen, Geschäftsessen und Meetings.

Es ist oft der Alltag, der unsere Ernährungspläne sabotiert und so ist das Scheitern der Pläne bereits vorprogrammiert.

Eben dieses Problem möchte ich hier noch ansprechen und dir hilfreiche Tipps an die Hand geben, um es trotz stressigen Alltag zu schaffen „on track" zu bleiben.

Die ersten Schritte

Verbanne zuerst alles aus deinem Haus, was nicht zu dieser Ernährungsform passt. Du kannst es glauben, tust du es nicht, dann wirst du schnell rückfällig weil du weißt das sie im Haus sind.

Erstelle dir eine Einkaufsliste mit den Sachen, die du in der folgenden Woche kochen willst. Das Beste ist es sogar, die Liste für zwei Wochen zu erstellen.

Du solltest immer hartgekochte Eier und gekochtes Huhn zu Hause haben. Oft gibt es fertig gebratenes Hühnerfilet im Supermarkt als Snack und Eier kannst du easy selbst kochen. Bei Harzer Käse handelt es sich ebenfalls um eine hervorragende Proteinquelle und eine Packung Mandeln passt immer in die Tasche, womit du selbst unterwegs versorgt bist.

Im Büro solltest du stets ein Glas Cocos Öl im Schrank haben, damit du dir einen Bullett Proof Coffee zubereiten kannst, wenn der Hunger kommt.

Selbst Mandeln kannst du am Arbeitsplatz aufbewahren, womit du Ausfälle wie den Geburtstagskuchen des Kollegen verhinderst.

Bist du auf Reisen, dann kannst du Mini-Tomate, Paprika, hart gekochte Eier und Hühnchen Aufschnitt sehr gut mitnehmen. So musst du nicht auf die trockenen Brötchen im Flieger zurückgreifen.

Bist du mit dem Auto unterwegs und bekommst plötzlich Heißhunger, dann kannst du an der Raststätte eine Frikadelle essen, Kassler oder eine Bratwurst – zwar ist das nicht so optimal, aber besser als ein Burger. Natürlich lässt du Brötchen und Pommes weg.

Rezepte für die Ketogene Diät

Du wirst sehr schnell merken, wie schwer es ist, eine Keto-Diät zu machen und für einige Wochen nach dem No-Carb-Prinzip oder Low-Carb-and-high-Fett Prinzip zu essen.
Denn in der Ketogenen Diät sind nur noch 20 bis zu max. 50 Gramm Kohlenhydrate täglich erlaubt.

Tabu sind ohne Frage Brot, Reis & Co. - aber die Carbs Stecken auch in vielen Gemüsesorten und vor allem in Obst. Plötzlich fällt alles weg!
Was soll man da noch essen?

Die Frage der Fragen: Machen Keto-Rezepte überhaupt satt?

Sicherlich wirst du dich als Neuling bei der Ketogenen Ernährungsform fragen, ob du überhaupt ohne Kohlenhydrate satt werden kannst.
Keine Panik, denn hier musst du nicht hungern, das ist keine Option!

Es geht bei der ketogenen Diät nicht darum, dass du deine Kalorienzufuhr herunterschraubst, sondern du die Nährstoffverteilung änderst.

Sehr gute Sattmacher sind die Fette und Proteine.

Low-Carb & high Fett Rezepte für das Frühstück

Möchtest du auf das Brot am Morgen nicht verzichten, dann kannst du dir ein Keto-Brot backen.

Durch Lein- und Chiasamen sowie Eiern stellt es eine brotähnliche Konsistenz dar und liefert zudem eine ordentliche Portion Fett.

Solltest du lieber Süßes zum Frühstück bevorzugen, dann ist das auch kein Problem. Es gibt die Low-Carb & high Fett Frühstücksrezepte auch in der süßen Variante.

Zudem kannst du die morgendlichen Oats durch Chia- und Hanfsamen ersetzen, die du mit Kokosmilch über Nacht quellen lässt.

Morgens toppst du das noch mit ein paar Kokosflocken, Mandeln oder Kakao Nibs. Selbst ein grüner Smoothie stellt ein prima Frühstück dar – nur auf zuckerhaltiges Obst solltest du verzichten.

Leckere Keto Pancakes – 3 Rezepte

Basis Rezept für Low Carb Pancakes

Die Zutaten:

- 1 Banane
- 2 Eier
- Öl zum Ausbacken

Die Zubereitung:

Mit Hilfe eines Standmixers oder Pürierstabs die Banane und Eier pürieren. In einer gut erhitzten Pfanne kleinere oder größere Pancakes ausbacken.

Pancakes mit Frischkäse

Die Zutaten:

- 60 g Frischkäse
- 2 Eier
- 1 Prise Zimt
- Öl zum Ausbacken

Die Zubereitung:

Alle Zutaten mit einem Handrührgerät oder Pürierstab zu einem glatten Teig verrühren.
Den Teig in einer heißen Pfanne ausbacken.

Pancakes mit Whey

Die Zutaten:

- 2 Eier
- 2 gehäufte EL Magerquark
- 2 gehäufte EL Whey (Vanillegeschmack)
- 3 gehäufte EL gemahlene Mandeln
- 1 TL Backpulver
- 50 ml Milch
- Öl zum Ausbacken
- Optional kannst du etwas Honig oder Ähnliches nutzen um zusätzlich zu Süßen

Die Zubereitung:

Alle Zutaten mit einem Mixer verrühren.
In einer kleinen Pfanne können nun ungefähr vier kleine Pancakes ausgebacken werden.

Leckere Keto-Rezepte mit Nährwertangaben

Panierter Schellfisch mit Pistazienkruste

Nährwert pro Person: 335 Kcal / 13 g Fett / 48 g Protein / 8 g Kohlenhydrate

Zutaten für 1 Person

- ½ Römersalatherz
- ¼ Radicchio (kleiner Kopf)
- ½ Hand voll Rucola
- ¼ rote Zwiebel
- ½ EL Zitronensaft
- 2 EL Olivenöl
- EL Apfelsaft
- Salz, Pfeffer
- Kapernäpfel
- 1,5 Artischockenherzen aus dem Glas
- 200 g Schellfischfilet
- 20 g geschälte, gesalzene Pistazien

Die Zubereitung:

1. Wasche die Salate, putze und verlese sie.
   Zerzupfe den Römersalat und schneide die
   Radicchio in feine Streifen. Schneide die
   langen Stiele beim Rucola wenn nötig ab.
   Vermische die Salate und geben sie auf den
   Teller.
   Ziehe die Zwiebel ab und schneide sie in
   halbe Ringe.
   Gebe diese darauf.

2. Zitronensaft, 2 EL Olivenöle, Apfelsaft, Salz
   und Pfeffer ordentlich miteinander
   vermischen.
   Die Kapernäpfel und Artischocken abtropfen
   lassen und auf dem Salatteller anrichten.

3. Spüle den Schellfisch ab, tupfe ihn trocken
   und schneide ihn in drei gleiche Stücke.
   Hacke die Pistazien fein und breite sie auf
   einem Teller aus.
   Drücke die Fischstücke von allen Seiten in
   die Panade und erhitze das restliche Öl in
   einer beschichteten Pfanne.
   Bei kräftiger Hitze die Fischstücke darin zwei
   Minuten pro Seite knusprig anbraten.

4. Das vorbereitete Dressing über den Salat
   geben

Hähnchenspieße mit Curry Dip

Nährwert pro Person: 400 Kcal / 18 g Fett / 27 g Protein / 27 g Kohlenhydrate

Nicht nur im Sommer beim Grillen sind die eiweißreichen und kalorienarmen Hühnchen Spieße ein Genuss!

Zutaten für 1 Person

- 37 g rote Linsen
- 60 ml Gemüsebrühe
- 1,5 EL Olivenöl
- Currypulver
- 0,5 EL Balsamico
- Salz
- Cholula-Chipotle-Soße
- 0,25 Bund Schnittlauch
- 150 g Hähnchenbrustfilet
- 3 große Champignons
- 0,25 rote Paprika
  - Zweige Thymian
- 0,25 Zweig Rosmarin
- grobes Meersalz, Pfeffer

Die Zubereitung

1. Die Linsen in der Brühe zum Kochen bringen – für 10 bis 15 Minuten weich kochen, bis sie zerfallen und die Flüssigkeit aufgebraucht ist. (Ggf. noch etwas Brühe hinzufügen, bis die gewünschte Konsistenz erreicht ist)
2. Etwas Olivenöl unterrühren.
3. Linsen mit Curry, Essig, Salz und der Chipotlesoße abschmecken. Schnittlauch waschen und in Röllchen schneiden.
4. Hähnchenbrustfilet waschen, abtupfen, wenn nötig von Sehnen befreien und in mundgerechte Würfel schneiden.
5. Champignons abreiben und je nach Größe ganz lassen oder halbieren. Paprika waschen, putzen und in gleichmäßige Stücke schneiden.
6. Thymian, Rosmarin und 2 TL von den Schnittlauchröllchen hacken, grobes Meersalz, etwas Currypulver und Pfeffer untermischen.
7. Vorbereitete Zutaten abwechselnd auf Spieße stecken. Pro Person 2 Spieße bestücken.

8. Restliches Öl in einer großen Pfanne erhitzen. Spieße unter Wenden ca. 8 Minuten braten, sodass das Filet gar ist.
9. Zum Schluss Würzmischung mit in die Pfanne geben.
10. Dip in eine Schüssel füllen, mit dem restlichen Schnittlauch bestreuen, zu den Spießen servieren.

Gemüselasagne mit Kokosmilch

Nährwert pro Person: 290 Kcal / 15 g Fett / 25 g Protein / 14 g Kohlenhydrate

Zutaten:

- 50 g Tomaten
- 25 g gelbe Peperoni
- 25 g rote Peperoni
- 25 g Karotten
- 25 g Knollensellerie
- 0,5 EL Olivenöl
- 75 g Rinderhack
- 0,25 TL Currypulver
- Meersalz, schwarzer Pfeffer
- 37,5 ml Gemüsebrühe
- 25 ml Kokosmilch

- 0,25 TL Honig
- 0,5 Auberginen

Die Zubereitung:

1. Ofen auf 160 Grad vorheizen.
2. Tomaten und Peperoni waschen, halbieren und würfeln. Karotten und Knollensellerie schälen und ebenso würfeln. Alles in einer Schüssel zur Seite stellen.
3. Olivenöl in einer Pfanne erhitzen, Hackfleisch 5 Minuten scharf anbraten. Mit Curry, Salz und Pfeffer würzen.
4. Gemüse dazu geben, kurz mit anbraten.
5. Gemüsebrühe zugeben und 15 Minuten köcheln lassen. Fleisch-Gemüse-Ragout mit Kokosmilch und Honig abschmecken.
6. Auberginen waschen und in dünne Scheiben schneiden.
7. Hackfleisch-Gemüse-Ragout abwechselnd mit Auberginenscheiben in eine Auflaufform schichten, mit einer Gemüseschicht abschließen.
8. Im Ofen 35 Minuten backen.

Steakstreifen in Paprikagemüse

Nährwert pro Person: 340 Kcal / 17 g Fett / 30 g Protein / 6 g Kohlenhydrate

Zutaten:

- gelbe Paprikaschote
- 1 rote Paprikaschote
- 0,5 Gemüsezwiebel
- EL Öl
- 125 ml Gemüsebrühe
- 300 g Hüftsteak
- Salz, schwarzer Pfeffer
- Chiliflocken
- EL Sojasoße

Die Zubereitung:
1. Paprikaschoten waschen, halbieren, entkernen und längs in Streifen schneiden.
2. Zwiebel abziehen, in Spalten schneiden.1 EL Öl in einer beschichteten Pfanne erhitzen. Gemüse darin andünsten. Mit der Gemüsebrühe ablöschen und ca. 10 bis 13 Minuten bei geringer Hitze zugedeckt gar schmoren lassen. Immer mal wieder

umrühren und gegebenenfalls weitere Gemüsebrühe oder Wasser dazugeben.

3. In der Zwischenzeit 1 EL Öl in einer beschichteten Pfanne erhitzen. Darin die Steaks von beiden Seiten jeweils ca. 3 Minuten medium braten.
4. Steaks herausnehmen, salzen und pfeffern und in breite Streifen schneiden.
5. Paprikagemüse mit Chiliflocken und Soja-soße abschmecken. Paprikagemüse dem Teller anrichten. Darüber die Steakstreifen verteilen.

Vegetarische Keto-Rezepte (teilweise mit Nährwertangaben)

Spargel-Tomaten Pfanne

Nährwert pro Person: 76 Kcal / 15 g Fett / 8 g Protein / 3 g Kohlenhydrate

Bereits an den oberen Rezepten siehst du, dass es gar nicht so einfach ist, ketogene Gerichte zu finden.
Vor allem wenn Spargelzeit ist, denn die meisten Rezepte sind keineswegs Ketogen.

Sondern ganz im Gegenteil, es kommen Kartoffeln, Reis und Nudeln zum Einsatz und das entspricht keineswegs der ketogenen Ernährungsweise. Eine andere Geschichte ist Sauce Hollondaise (besonders mit Butter), aber du möchtest den Spargel sicherlich nicht pur essen.

Rezept für 4 Portionen

Die Zutaten:

- 750 g Spargel geschält
- 150 g Tomaten gestückelt
- 15 g Butter
- 25 g Rotwein trocken
- 2 g Johannisbrotkernmehl
- Muskat, Thymian, Majoran, Oregano, Rosmarin

Die Zubereitung:

1. Spargel abwaschen, die Enden abschneiden und in Stücke schneiden
2. Keto Spargel Tomaten Pfanne Vorbereitung
3. Butter in Pfanne warm machen und Spargel hinzugeben

4. Tomaten hinzugeben, wenn Spargel angebraten ist
5. Pfanne gut durchbraten lassen, Gewürze hinzugeben
6. Rotwein und Johannisbrotkernmehl hinzugeben und abschmecken
7. Servieren in einer Schüssel oder einem tiefen Teller

Paprika mit Feta gefüllt

Bei diesem Rezept handelt es sich nicht nur um Low Carb, sondern es ist vegetarisch und mit Pinienkernen, die von Haus aus Bio sind, da sie ausschließlich an Pinienbäumen wild wachsen und dort geerntet werden können.
Diese Kerne gelten als sehr teuer, aber es lohnt sich, denn sie sind äußerst Selen-haltig.
Das Spurenelement sorgt dafür, dass viele Enzyme des Stoffwechsels ihre Funktion ausführen kennen und damit sind sie unersetzlich für unseren funktionierenden Stoffwechsel.

<u>Hinweis:</u>

Vor allem nach einem übermäßigen Alkoholkonsum kommt es zu einem Selenmangel.
Daher ist diese vegetarische Paprika mit Feta-Füllung ein hervorragendes mittags- oder Abendmahl nach einem großen Gelage.
Aber selbst für alle, die keinen Alkohol trinken, ist diese gefüllte Paprika eine leckere und gesunde Mahlzeit.

Zutaten:

- 150 g Paprika gelb oder rot
- 100 g Feta
- 10 g Olivenöl
- Petersilie, Koriander
- Saft einer halben Zitrone
- 20 g Pinien-, Kürbis-, Sonnenblumenkerne
- Salz und Pfeffer

Die Zubereitung

1. Den Backofen auf 200 °C Umluft vorheizen und die entkernte, halbierte Paprika, mit etwas Wasser darin, 15 min backen.

2. Die Petersilie und den Koriander klein schneiden und mit dem Feta, Zitronensaft und Olivenöl vermengen
3. Die Kerne zugeben und zu einer geschmeidigen Masse verrühren (Falls nötig nochmals etwas Olivenöl zugeben)
4. Die Paprika befüllen und nochmals für 10 min in den Ofen geben

Zucchinipizza (vegetarisch)

Im Winter gilt Spinat als sehr sinnvolles Gemüse, da bereits 100 g den kompletten Tagesbedarf an Calcium und Vitamin A decken.
Hinzu kommen noch Vitamin B und C sowie wichtige Mineralien.
Doch hingegen der allgemeinen Annahme, dass Spinat sehr viel Eisen enthält, muss hier angemerkt werden, dass es andere Lebensmittel gibt, die sich wesentlich besser als Eisenlieferant eignen.

Die Zutaten:

- 400 g Zucchini
- 1 Ei Größe M
- 50 ml passierte Tomaten
- 150 g Paprika
- 20 g Spinatblätter
- 20 g Cocktailtomaten
- 50 g geriebener Mozzarella
- 20 g geriebener Parmesan
- Salz, Pfeffer, Chili, Basilikum
- 20 g Olivenöl

Die Zubereitung

1. Den Ofen auf 220°C Heißluft (oder Pizzastufe) vorheizen und ein Backblech mit Backpapier auslegen.
2. Die Zucchini waschen, in ein Sieb reiben, mit Salz bestreuen und 10 Minuten ziehen lassen.
3. Anschließend die Zucchini gut auspressen, sodass das Wasser verloren geht.
4. Die Zucchini mit dem Ei vermengen, auf dem Backblech ausbreiten und 15-20 Minuten in den Ofen geben. (Bis der Teig langsam eine goldbraune Farbe annimmt)

5. Die passierten Tomaten mit Salz, Pfeffer und Chili würzen und 2 EL Olivenöl zugeben.
6. Den Teig aus dem Ofen holen, mit der Tomatensoße bestreichen, Käse darüber geben und mit den Zutaten (Spinat, Paprika, Tomaten, Basilikum) belegen.
7. Zum Schluss die Pizza nochmal für 15 Minuten im Ofen backen lassen.

Tomaten-Paprika-Suppe mit Parmesanchips

Dies ist ein schnelles Rezept, das durch die Parmesanchips einen tollen Crunch erhält.

Die Zutaten

Für die Parmesanchips:
- 60 g Parmesan
- TL Chili Flocken
- 1 EL Fenchelsamen

Für die Suppe:

- rote Paprika
- kleine Zwiebel
- Stängel Basilikum
- EL Olivenöl
- 200 g geschälte Tomaten (aus der Dose)
- 250 ml Gemüsebrühe
- 1 TL getrockneter Rosmarin
- Salz
- Pfeffer
- EL Crème fraîche

Die Zubereitung:

1. Den Backofen auf 200° vorheizen.
   Ein Backblech mit Backpapier belegen.
   Den Parmesan fein reiben. Chiliflocken und Fenchelsamen im Mörser zerstoßen und mit dem Parmesan mischen.
2. Aus der Masse esslöffelweise Kleckse auf das Backblech setzen, sodass sechs Parmesanchips entstehen.
   Etwas Abstand lassen, da sie noch auseinanderlaufen.
   In den Ofen (Mitte) schieben und ca. 4 Min. backen, bis der Käse zerlaufen ist und die Ränder beginnen zu bräunen.

Herausnehmen, mit dem Backpapier vom Backblech ziehen und auf einem Kuchengitter vollständig auskühlen lassen. Den Backofen auf 250° und Grillfunktion stellen.

3. Für die Suppe die Paprika halbieren, weiße Trennwände und Kerne entfernen und die Hälften waschen.

Die Paprika mit der Hautseite nach oben auf ein Backblech legen und im Ofen (oben) 10-15 Min. backen, bis die Haut beginnt, sich schwarz zu färben und Blasen zu werfen. Herausnehmen, mit einem nassen sauberen Geschirrtuch abdecken und etwas abkühlen lassen.

4. Inzwischen die Zwiebel schälen und in feine Würfel schneiden. Basilikum waschen, trocken schütteln und Blätter abzupfen.

Das Olivenöl in einem Topf bei mittlerer Hitze erhitzen und die Zwiebel darin ca. 2 Min. anschwitzen.

Dann die Dosentomaten mit Gemüsebrühe, Rosmarin und Basilikum in den Topf geben und offen zum Kochen bringen. 8-10 Min. kochen.

5. Inzwischen die Haut der Paprika abziehen und das Fruchtfleisch in den Topf geben.

Mit einem Pürierstab fein pürieren, aufkochen lassen und mit Salz und Pfeffer abschmecken.

6. In zwei tiefen Tellern anrichten, jeweils 1 EL Crème fraîche hineingeben, mit je 3 Parmesanchips garnieren und servieren.

Tipp:

Das aufwendige Backen im Ofen kannst du dir ersparen, wenn du die Schale der Paprika nicht entfernst.
Denn durch das Pürieren ist die Schale nicht mehr zu erkennen.

Cremiger Blumenkohl-Risotto

Ein wahrer Keto-Hit für den Abend mit vielen gesunden Fetten.

Die Zutaten:

- 825 g Blumenkohl
- Salz
- 150 g Sahne
- kleine Zwiebel

- 4 TL Butter
- 1 TL Currypulver
- 200 ml Gemüsebrühe
- 20 g Parmesan
- EL Mandelblättchen
- Stängel Petersilie
- 1 EL Mandelmus
- Pfeffer

Die Zubereitung

1. Den Blumenkohl putzen und in Röschen
   teilen (ergibt ca. 600 g), dann waschen.
   In einem Topf 500 ml Wasser aufkochen und
   salzen. 150 g der Blumenkohlröschen darin
   10 Min. zugedeckt garen, dann durch ein
   Sieb abgießen und in einen hohen
   Rührbecher füllen.
   Die Sahne dazugeben und alles mit dem
   Pürierstab fein pürieren.
2. Die Zwiebel schälen und fein würfeln.
   Die restlichen Blumenkohlröschen im
   Blitzhacker zu reiskorngroßen Krümeln
   mixen.
   Die Butter in einem flachen Topf bei mittlerer
   Hitze erhitzen und die Zwiebeln 3 Min. darin

anschwitzen.

Den krümelig gemixten Blumenkohl dazugeben, 1 Min. mit anschwitzen und dabei auch den Curry einrühren.

Mit der Gemüsebrühe aufgießen und bei kleinster Hitze zugedeckt 5 Min. garen.

3. Inzwischen den Parmesan fein reiben und die Mandelblättchen in einer beschichteten Pfanne ohne Fett rösten, bis sie goldbraun sind und zu duften beginnen.

Die Petersilie waschen, trocken schütteln und fein hacken.

4. Blumenkohlpüree, Mandelmus und drei Viertel des Parmesans zum Blumenkohl geben.

Gut miteinander verrühren und in ca. 2 Min. erwärmen. Mit Salz und Pfeffer abschmecken.

5. Auf zwei tiefen Tellern verteilen, mit Mandelblättchen, Petersilie und dem restlichen Parmesan garnieren und servieren.

Tipp:

Dieses Rezept kannst du auch mit 200 g Jakobsmuschelfleisch ohne Rogen (ersatzweise Kammmuscheln) umsetzen:

1. Die Muscheln waschen, trocken tupfen und mit Salz und Pfeffer würzen.
2. In 1 EL Butterschmalz bei mittlerer Hitze von beiden Seiten je 2 Min. leicht braun braten. 1 Schalotte schälen, fein würfeln und 1 Min. mitbraten.
3. Mit 1 EL Zitronensaft ablöschen.
4. 50 ml Fischfond und 100 g Sahne zugeben und darin bei großer Hitze auf die Hälfte einkochen.
5. Dann auf kleinste Hitze reduzieren. 1 Döschen Safranfäden (1 g) einrühren und abschmecken.
6. Noch ca. 2 Min. garen und zum Risotto servieren.

Leckere Frühstücks-Rezepte (*ohne Nährwertangaben)*

Gefülltes Käse Omelett

Dies ist ein gesundes, herzhaftes Frühstück, mit dem du hervorragend in den Tag starten kannst und das wunderbar für eine ketogene Diät geeignet ist.

Die Zutaten:
- 50 g Gouda
- 50 g Parmesan
- 3 Eier (M)
- 2 EL Sahne
- Salz
- Pfeffer
- 2 TL Butter
- 4 Stängel Schnittlauch
- 6 Scheiben Salami
- 2 Stängel Koriander

Die Zubereitung:

1. Den Gouda und den Parmesan grob reiben und gut miteinander vermischen.

Die Eier und die Sahne mit einer Gabel
verquirlen und mit Salz und Pfeffer würzen.

2. In einer beschichteten Pfanne 1 TL Butter bei
mittlerer Hitze schmelzen. Die Hälfte der
Käsemischung gleichmäßig flach in der
Pfanne verteilen und den Käse in der
zugedeckten Pfanne ca. 1 Min. schmelzen
lassen.

3. Die Hälfte der Eiermasse in die Pfanne auf
den Käse geben und durch Schwenken darin
verteilen.
Die Pfanne zudecken und die Eiermasse bei
mittlerer Hitze ca. 2 Min. backen. Den
Schnittlauch waschen, trocken schütteln und
in Röllchen schneiden.

4. Eine Hälfte des Omeletts mit 3 Scheiben
Salami belegen und mit einem
Pfannenwender behutsam die andere
Omelett Hälfte darüber schlagen. Die Pfanne
wieder zudecken und das Omelett 2 Min.
backen.
Das Omelett wenden und auch die andere
Seite 2 Min. backen, bis die Eiermasse
vollständig gestockt ist.

5. Das Omelett auf einen Teller gleiten lassen
und mit Alufolie bedeckt warm halten.
Aus den restlichen Zutaten das zweite

Omelett backen.
Beide Omeletts mit Schnittlauchröllchen bestreuen und mit dem Koriander garniert servieren.

Tipp:

Für reichlich Abwechslung sorgen als Füllung auf dem Frühstücksteller Käsesorten wie Käsesorten wie Frischkäse, Feta, Mozzarella oder aber ein wenig Crème fraîche, klein geschnittene Gemüse wie Kirschtomaten, Schalotten, rote Zwiebeln oder Paprika.
Dazu eignen sich würzige, frische Kräuter wie Oregano, Basilikum, Thymian oder Salbei.
Sollte sich im Kühlschrank noch ein Rest geräucherter Schinken, Parmaschinken, geräucherte Putenbrust oder gar Frühstücksspeck.
Prima, dann immer rein damit ins Omelett.

Kokos-Quark mit Himbeeren

Dieser Kokos-Quark ist herrlich cremig und dank der wenigen Kohlenhydrate eignet er sich bestens als Keto-Frühstück.

Die Zutaten:

- 200 g Kokosmilch (aus der Dose)
- 4 Eier (M) (M)
- Msp. Flohsamenschalenpulver
- EL Kokosmehl
- 1/2 TL gemahlene Vanille
- 1/2 TL Zimtpulver
- Salz
- TL eiskalte Butter
- 100 g Himbeeren
- 1 EL Kokosraspel

Die Zubereitung:

1. Kokosmilch, Eier und das Flohsamenschalenpulver mit 100 ml warmem Wasser in eine hitzebeständige Schüssel geben (nach Möglichkeit aus Metall) und zügig mit dem Rührbesen glatt rühren. Anschließend Kokosmehl, Vanille, Zimt und 1 Prise Salz dazugeben und zu einer glatten Masse verrühren.
2. Einen ausreichend großen Topf für das Wasserbad ca. 1 cm hoch mit Wasser füllen

und das Wasser zum Kochen bringen.

Die Kokos-Ei-Masse in der Schüssel über dem Wasserbad erhitzen, ohne dass sie mit dem Wasser in Berührung kommt.

Die Masse dabei 10-12 Min. ständig rühren, damit sie nicht ausflockt. So lange rühren, bis sie dickflüssig wird und beginnt zu binden.

Man bemerkt das leicht am steigenden Widerstand beim Rühren.

3. Die Kokos-Ei-Masse sofort vom Wasserbad nehmen, die eiskalte Butter einrühren, bis sie sich aufgelöst hat, und dem Quark auf zwei Müslischälchen verteilen.

Mit Frischhaltefolie abdecken und mindestens 6 Std., besser über Nacht, kalt stellen.

Im kalten Zustand hat der Quark eine puddingartige Konsistenz.

4. Die Himbeeren behutsam waschen, trocken tupfen, auf der Creme verteilen und mit den Kokosraspeln garnieren.

Tipp:

Lecker ist der Quark auch mit der gleichen Menge Heidelbeeren oder Papaya.

Selbst gegen Tiefgekühltes ist nichts einzuwenden.

Muss es morgens schnell gehen, dann einfach die Früchte am Abend zum Auftauen in eine Schüssel geben und in den Kühlschrank stellen.

Mandelbrot auf herzhafter Art

Zubereitet wird dieses Brot ganz ohne Mehl und ist daher ganz besonders kohlenhydrat-arm.
Die Zutaten:

- 250 g griechischer Joghurt
- 6 Eier (M)
- Salz
- 40 g geschrotete Leinsamen
- 50 g Sonnenblumenkerne
- 120 g gemahlene Mandeln
- 2 EL Flohsamenschalenpulver
- 2 TL Backpulver

Außerdem:
- Kastenform
- Kokosöl zum Fetten

Die Zubereitung

1. Den Backofen auf 180° vorheizen.
    Die Kastenform mit Kokosöl fetten. Joghurt, Eier und 1 Prise Salz in einer Schüssel glatt rühren.
    Dann Leinsamen, Sonnenblumenkerne und Mandeln dazugeben und gut unterrühren.
2. Zum Schluss Flohsamenschalenpulver und Backpulver dazugeben und zügig mit dem Rührbesen unterrühren.
    Die Teigmasse 10 Min. quellen lassen, dann in die gefettete Kastenform füllen und in den Ofen (Mitte) schieben.
3. Den Teig ca. 45 Min. backen.
    Herausnehmen, kurz abkühlen lassen und das Brot vorsichtig aus der Form stürzen.
    Auf einem Kuchengitter vollständig auskühlen lassen.

Tipp:

Dem Teig kann ein unverwechselbarer Geschmack verliehen werden, da du diesen immer wieder neu variieren kannst.
Besonders gut eignen sich dafür beispielsweise Fenchelsamen, Kümmel, getrockneter Thymian

oder Rosmarin.

In diesem Fall ist jeweils ein Teelöffel ausreichend. Eine angenehme Säure erhält das Brot durch einen Schuss Rotweinessig.

Haftungsausschluss

Impressum

© Autor Healthy Company 2018
1. Auflage

Kontakt: Karin Schartner-Schwaiger, Zaglausiedlung 24, 5600 St. Johann im Pongau
Covergestaltung: Healthy Cpmany
Coverfoto: fiverr.com